BEI GRIN MACHT SICH IHR
WISSEN BEZAHLT

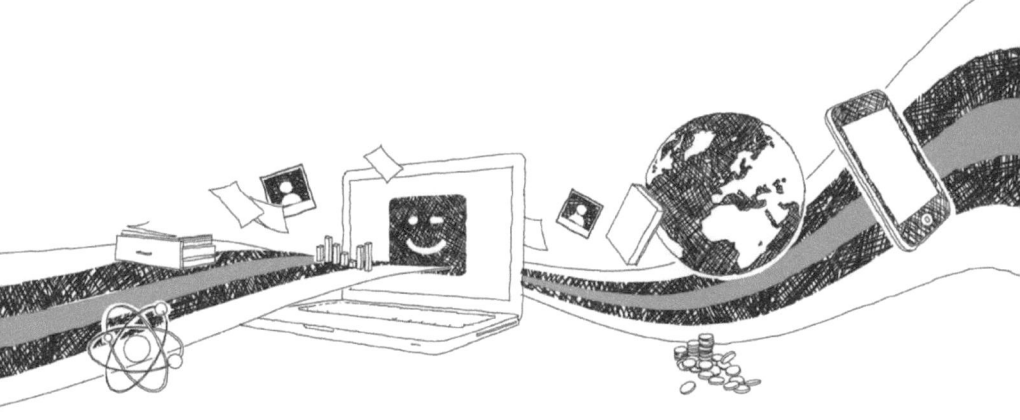

- Wir veröffentlichen Ihre Hausarbeit,
  Bachelor- und Masterarbeit

- Ihr eigenes eBook und Buch -
  weltweit in allen wichtigen Shops

- Verdienen Sie an jedem Verkauf

Jetzt bei www.GRIN.com hochladen
und kostenlos publizieren

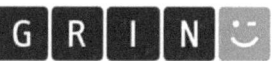

Bibliografische Information der Deutschen Nationalbibliothek:

Die Deutsche Bibliothek verzeichnet diese Publikation in der Deutschen National-
bibliografie; detaillierte bibliografische Daten sind im Internet über http://dnb.d-
nb.de/ abrufbar.

Impressum:

Copyright © 2016 GRIN Verlag, Open Publishing GmbH
Druck und Bindung: Books on Demand GmbH, Norderstedt Germany
ISBN: 9783668557932

Dieses Buch bei GRIN:

http://www.grin.com/de/e-book/378204/posttraumatische-belastungsstoerung-ptbs-
bei-kindern-und-jugendlichen

Anonym

Posttraumatische Belastungsstörung (PTBS) bei Kindern und Jugendlichen im Kontext Krieg- und Fluchterleben

Grundlagen im Hinblick interkultureller kunsttherapeutischer Praxis

GRIN Verlag

GRIN - Your knowledge has value

Der GRIN Verlag publiziert seit 1998 wissenschaftliche Arbeiten von Studenten, Hochschullehrern und anderen Akademikern als eBook und gedrucktes Buch. Die Verlagswebsite www.grin.com ist die ideale Plattform zur Veröffentlichung von Hausarbeiten, Abschlussarbeiten, wissenschaftlichen Aufsätzen, Dissertationen und Fachbüchern.

Besuchen Sie uns im Internet:

http://www.grin.com/

http://www.facebook.com/grincom

http://www.twitter.com/grin_com

Posttraumatische Belastungsstörung (PTBS) bei Kindern und Jugendlichen im Kontext Krieg- und Fluchterleben

Grundlagen im Hinblick interkultureller kunsttherapeutischer Praxis

MSH Medical School Hamburg

University of Applied Science and Medical University

Inhaltsverzeichnis

Abbildungs- und Tabellenverzeichnis

1 Einleitung

Sara steht auf dem Balkon der kleinen Wohnung und schaut sich um: Wieder einmal sind Schüsse gefallen, mitten im Wohngebiet. Ob es Tote gibt? Scharfschützen haben Stellung bezogen, in der Nähe des Hauses, in dem sie wohnt. (...) Sie ist fünf Jahre alt. Erinnerungen an friedliche Zeiten hat sie nicht (...). Ihre Heimat ist Aleppo, die umkämpfte Stadt in Syrien, die inzwischen zu einem Symbol des Krieges geworden ist: Dort gehört der Terror des Assad-Regimes und islamistischer Gruppen zum Alltag. Kinder, die dort aufwachsen, leiden besonders. (...) Dramatische Entwicklungen haben dafür gesorgt, dass Saras Familie Syrien den Rücken gekehrt hat. (Mettelsiefen, 2016, o.S.)

Laut UNHCR-Jahresbericht (UNHCR, 2015) sind knapp 60 Millionen Menschen auf der Flucht vor Kriegen, Konflikten und Verfolgung. Die meisten kommen aus Syrien, Afghanistan, dem Irak und Somalia. Die Hälfte der Flüchtlinge sind Minderjährige. Viele werden konfrontiert mit dem Verlust der Eltern und Geschwister, sehen zu wie andere Flüchtlinge sterben, müssen permanent selbst Angst um das eigene Leben haben oder erfahren Gewalt. Endlich im Aufnahmeland vermeintlich in Sicherheit, müssen sie mit dem Gefühl der Isolation und Entwurzelung leben und sich den Herausforderungen der Integration in eine für sie fremde Kultur stellen. Solch traumatische Ereignisse hinterlassen oft tiefe seelische Wunden. Auf der Homepage der Bundes Psychotherapeuten Kammer wird in einem BPtK-Standpunkt (BPtK, 2015) darauf hingewiesen, dass Studien, die mit Kindern von Flüchtlingen in Deutschland durchgeführt wurden, belegen, dass nahezu die Hälfte der Kinder deutlich psychisch belastet ist.

Sensibilisiert durch mein Studium der Kunsttherapie, fühle ich mich zur Thematik hingezogen. Seit März 2016 unterstütze ich deshalb im Rahmen eines Praxisprojektes einen gemeinnützigen Verein, der humanitäre Hilfe für syrische Flüchtlinge in Bursa (Türkei) leistet. Unter anderem angeregt durch die Veröffentlichung *Imagination als heilsame Kraft* von Luise Reddemann (2014), biete ich Workshops für Kinder in Form von künstlerischen Interventionen, die über gezielte Themenstellungen stabilisierende Erfahrungen ansprechen. Nicht jedes traumatische Ereignis führt zwangsläufig zu einer Traumafolgestörung. Aber ich stelle mir oft die Frage, wieviele Kinder das oft Unaussprechliche des Erlebten nicht verarbeiten können.

Mediziner des TUM-Klinikums rechts der Isar (Technische Universität München) haben in einer repräsentativen Stichprobe rund 100 syrische Kinder und Jugendliche in der Erstaufnahmeeinrichtung Bayernkaserne in München untersucht. 22 Prozent litten unter einer Posttraumatischen Belastungsstörung (PTBS) (TUM, 2015).

Um in der Lage zu sein, eine mögliche Traumafolgestörung wie die PTBS zu erkennen und um im künstlerischen Setting darauf reagieren zu können, wollte ich im weiten Feld der Psychotraumatologie eine erste theoretische Grundlage erarbeiten und folgende Fragen beantwortet wissen: Was genau ist ein Trauma? Wann wird daraus eine PTBS? Mit welchen Symptomen ist zu rechnen? Welche Faktoren begünstigen ihre Entstehung? Und welche therapeutischen Ansätze sind bei Kindern (ab Grundschulalter) und Jugendlichen vor dem interkulturellen Hintergrund zielführend? Hierzu ein Hinweis zur Verwendung des Begriffes Kinder und Jugendliche. Insbesondere im Hinblick auf therapeutische Ansätze habe ich die Altersstruktur nur beispielhaft berücksichtigt und beziehe mich teilweise auf Kinder und/oder Jugendliche. Dabei sei erwähnt, dass in Bezug auf die Pathologie laut Landolt (2012) Kinder ab dem Schulalter und Erwachsene nach psychotraumatischen Erlebnissen ähnliche psychophysische Symptommuster zeigen.

2 Der Begriff »Trauma«

Trauma stammt aus dem Griechischen und bezeichnet im Bereich der Chirurgie eine körperliche Verletzung. In Abgrenzung dazu existiert der Begriff Psychotraumatologie, der sich unter anderem mit der Entstehung und dem Verlauf seelischer Verletzungen beschäftigt. Hier gibt es verschiedene Definitionsmöglichkeiten wie beispielsweise eine Phänomenologische und Klassifikationsbasierte (Landolt, 2012).

2.1 Phänomenologische Definition

Eine phänomenologische Definition wäre beispielsweise jene von Tyson und Tyson (1990). Das psychische Trauma weist hier drei Merkmale auf: »(1) Es handelt sich um eine existenziell bedrohliche, überwältigende Lebenssituation. (2) Die Situation überfordert die Fähigkeit des Ich zur Organisation und Regulation. (3) Die Situation geht mit einem Zustand von Ohnmacht einher (Landolt, 2012, S.15).«

2.2 Klassifikationsbasierte Definition

Es gibt zwei international anerkannte Klassifikationssysteme, die maßgeblich sind für die fachgerechte Beurteilung psychischer Beschwerden. Das Internationale Klassifikations-System der WHO (ICD-10) und das DSM (Diagnostic and Statistical Manual of mental disorder) von der American Psychiatric Association (APA). Die aktuelle Version des Diagnostic and Statistical Manual of mental disorder ist DSM V. Meine Ausführungen beziehen sich auf die Vorgänger-Version DSM IV-TR. Grund hierfür ist meine primäre Bezugsliteratur *Psychotraumatologie des Kindesalters* von Markus A. Landolt (2012).

Klassifikationsbasierte Definition nach ICD-10: Die Betroffenen sind einem kurzen oder längeren Ereignis oder Geschehen von außergewöhnlicher Bedrohung und mit katastrophalem Ausmaß ausgesetzt, das nahezu bei jedem tiefgreifende Verzweiflung auslösen würde.

Klassifikationsbasierte Definition nach DSM-IV-TR: Die Person wurde mit einem traumatischen Ereignis konfrontiert, bei dem die beiden folgenden Kriterien vorhanden waren: (1) Die Person erlebte, beobachtete oder war mit einem oder mehreren Ereignissen konfrontiert, die tatsächlichen oder drohenden Tod oder ernsthafte Verletzung oder eine Gefahr der körperlichen Unversehrtheit der eigenen Person oder anderer Personen beinhaltet. (2) Die Reaktion der Person umfasste intensive Furcht, Hilflosigkeit oder Entsetzen.

In Anlehnung an die Thematik der vorliegenden Arbeit möchte ich an dieser Stelle erwähnen, dass nach Landolt (2012) die klassifikationsbasierten Definitionen seit längerem in der Kritik stehen, weil sie nicht alle potenziellen traumatischen Erfahrungen mit einschließen wie zum Beispiel die traumatische Trennung von Bezugspersonen. Ich denke in diesem Zusammenhang an unbegleitete minderjährige Flüchtlinge (UMF). So weist eine Präsentation der Uniklinik Ulm während einer Fachtagung in Würzburg vom 9. September 2015 zum Thema *Sichere Orte für Flüchtlingskinder – Hilfe und Zukunft* explizit darauf hin, dass UMFs eine besonders vulnerable Gruppe darstellt (Fegert, 2015). Auf die speziellen traumatischen Risikofaktoren im Kontext Krieg und Flucht, die eine Entwicklung einer PTBS begünstigen, werde ich noch näher eingehen (vgl. Kapitel 4.4).

2.3 Bandbreite traumatisierender Ereignisse nach Leonore Terr

Zur Einordnung aller potenziell traumatisierender Ereignisse hat die amerikanische Kinderpsychaterin Leonore Terr eine Typologie entwickelt (vgl. Abbildung 1), die in Typ-I und Typ-II-Traumata unterschieden werden:

> Unter Typ-I-Traumata werden akute, unvorhersehbare und einmalige Ereignisse subsummiert, wie beispielsweise ein Verkehrsunfall, ein Überfall oder eine Geiselnahme. Typ-II-Traumata treten dagegen wiederholt auf und sind teilweise vorhersehbar. Dazu gehören beispielsweise Traumatisierungen wie sie im Rahmen einer chronischen sexuellen Misshandlung, häuslicher Gewalt oder auch bei Aufenthalt in Kriegsgebieten vorkommen.« (Landolt, 2012, S. 16).

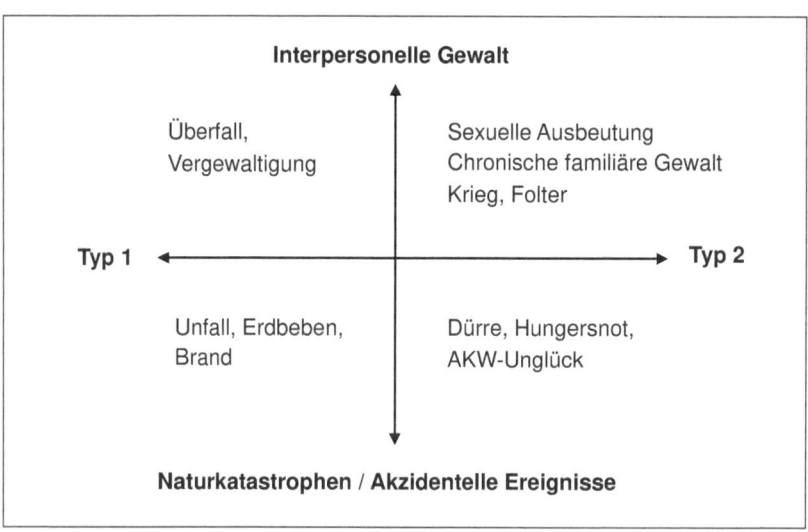

Abbildung 1: Klassifikation potenziell traumatisierender Ereignisse (Landolt , 2012, S.17)

»Die PTBS tritt am häufigsten nach Traumatisierungen durch andere Menschen auf (»man-made disasters«), seltener bei schicksalshaften Ereignissen wie Naturkatastrophen oder Verkehrsunfällen. Etwa die Hälfte der Vergewaltigungs-, Kriegs-, Vertreibungs- und Folteropfer leidet unter einer PTBS (BPtK, 2015, S.25)«.

3 Diagnosekriterien der PTBS bei Kindern nach DSM-IV-TR

Die PTBS ist eine von möglichen psychischen Folgestörungen nach einem traumatischen Ereignis. Für die fachgerechte Beurteilung, ob eine PTBS vorliegt, dienen die bereits erwähnten Klassifizierungssysteme. Vergleicht man die Diagnosekriterien der Klassifizierungssysteme ICD-10 und DSM-IV-TR, so besteht nach Landolt (2012) innerhalb der Symptomcluster mit Ausnahme der Gewichtung einzelner Symptome weitestgehend Übereinstimmung. Da insgesamt betrachtet die Kriterien im DSM strenger und spezifischer formuliert sind (Landolt, 2012), beziehe ich mich im folgenden darauf.

Die Existenz der PTBS bei Kindern wurde nach Landolt (2012) erst 1988 mit Einführung des DSM-III-R in der Fachwelt anerkannt. Eine PTBS liegt nach DSM-IV-TR vor, wenn das traumatische Ereignis über einen mehr als 4-wöchigen Zeitraum ständig wiedererlebt wird, Hinweisreize, die mit dem Trauma in Verbindung stehen, vermieden werden, sich anhaltende Symptome erhöhten Arousals (= Übererregung) zeigen und das Störungsbild deutliches Leiden und Beeinträchtigungen im sozialen Umfeld erzeugt (Landolt, 2012). Sie wird durch drei Symptomcluster gekennzeichnet (Breuer & Krischer, 2015): (1) Symptome des Wiedererlebens: Meistens szenische Intrusionen, Flashbacks und Albträume. Flashbacks sind unwillkürliche Erinnerungen an Fragmente des Traumas. Auslöser sind Schlüsselreize, die das Ereignis nochmal als real durchleben lassen. Intrusionen stehen generell für belastende Erinnerungen. Im Gegensatz zu Flashbacks bleibt der Traumatisierte im Jetzt verankert. Kinder sind oft auch von Albträumen geplagt, müssen aber keinen Bezug zum belastenden Ereignis haben. (2) Symptome der Vermeidung traumrelevanter Reize und der emotionalen Taubheit. Bei Kindern bedeutet dies: Sozialer Rückzug, reduzierter Affektspielraum, Verlust vorher erworbener dem Alter entsprechende Fähigkeiten und regressives Verhalten. Bei Jugendlichen bedeutet dies: Vermindertes Interesse an Dingen, die vor dem Trauma bedeutend waren, Gefühl der Entfremdung, Emotionslosigkeit, Perspektivlosigkeit und Wahrnehmung einer verkürzten Zukunft. (3) Übererregungssymptome: Hohe Wachsamkeit und Schreckhaftigkeit gibt es in allen Altersstufen. Charakteristisch sind Konzentrations- und Gedächtnisprobleme, Affektdurchbrüche und erhöhte Reizbarkeit. Ferner kommt es oft zu Schlafstörungen.

Tabelle 1: DSM-IV-TR Diagnosekriterien einer PTBS (Landolt, 2012; nach Saß, Wittchen, Zaudig & Houben, 2003)

Kriterium A	A1: Erleben eines traumatischen Ereignisses A2: Reaktion mit intensiver Furcht, Hilflosigkeit,Entsetzen oder bei Kindern mit aufgelöstem und agitiertem Verhalten
Kriterium B	Wiedererleben des Traumas (mind. 1 Symptom) B1: Wiederkehrende belastende Erinnerungen. Bei Kindern: traumatisches Spiel B2: Wiederkehrende belastende Träume B3: Handeln oder Fühlen, als ob das traumatische Ereignis wiederkehrt. Bei Kindern: traumspezifische Neuinszenierung B4: Intensive psychische Belastung bei Konfrontation mit traumbezogenen Hinweisreizen B5: Körperliche Reaktionen bei Konfrontation mit traumbezogenen Hinweisreizen
Kriterium C	Anhaltende Vermeidung von Traumahinweisreizen; Abflachung der allgemeinen Reagibilität (mind. 3 Symptome) C1: Bewusstes Vermeiden von Gedanken, Gefühlen oder Gesprächen, die mit dem Trauma in Verbindung stehen C2: Bewusstes Vermeiden von Aktivitäten, Orten oder Menschen, die Erinnerungen an das Trauma wachrufen C3: Unfähigkeit, einen wichtigen Aspekt des Traumas zu erinnern C4: Vermindertes Interesse oder verminderte Teilnahme an wichtigen Aktivitäten C5: Gefühl der Losgelöstheit oder Fremdheit von anderen C6: Eingeschränkte Bandbreite des Affekts C7: Gefühl einer eingeschränkten Zukunft
Kriterium D	Anhaltende Symptome erhöhten Arousels (mind .2 Symptome) D1: Schwierigkeiten, ein- oder durchzuschlafen D2: Reizbarkeit oder Wutausbrüche D3: Konzentrationsschwierigkeiten D4: Hypervigilanz D5: Übertriebene Schreckreaktion
Kriterium E	Das Störungsbild dauert länger als 1 Monat
Kriterium F	Das Störungsbild verursacht klinisch bedeutsames Leiden oder Beeinträchtigung in mindestens einem wichtigen Lebensbereich

4 Pathogenese der PTBS

Aber was ist der Auslöser der in Kapitel 3 genannten Symptome? Wie entstehen posttraumatische Störungen nach psychischen Traumata? In erster Linie für das Erwachsenenalter entstanden in den letzten Jahrzehnten eine Reihe von Entstehungs-Modellen. Die relevantesten sind lerntheoretische und kognitive Modelle, psychodynamische Modelle und neurobiologische Modelle (Landolt, 2012). Ein anwendbares Modell für den Kinder- und Jugendlichenbereich stellt das kognitive Modell der PTBS nach Ehlers und Clark (2000) dar. Bevor ich darauf eingehe, wollte ich geklärt wissen, welche Vorgänge im Gehirn (reduziert auf neuro-anatomische Gesichtspunkte) bei bedrohlichen Ereignissen ablaufen.

4.1 Wie funktioniert unser Gehirn bei Gefahr?

Unser Gehirn wird unaufhörlich mit einer Vielzahl von Informationen konfrontiert. Bei der Verarbeitung spielt dabei unser Gedächtnis eine entscheidende Rolle. Informationen werden nach Relevanz bewertet, verworfen, gespeichert und wieder abrufbar gemacht. Auf dieser Basis vollzieht sich Gedächtnisbildung. Wir lernen aus Erfahrung von klein an und entwickeln ein individuelles Verständnis für die Welt. Unter Einbeziehung unterschiedlicher Gedächtnisstrukturen werden Erfahrungen zu Erinnerungen und machen Handeln in Gegenwart und Zukunft möglich. Streek-Fischer (2014, S.170) nennt dies »Verinnerlichung von steuernden und strukturgebenden Objektbeziehungserfahrungen.« Verantwortlich für das Handeln ist das Arbeitsgedächtnis (= Kurzzeitgedächtnis), lokalisiert im präfrontalen Cortex (= Stirnseite unseres Gehirns). Je besser bei Kindern der präfrontale Cortex funktioniert und auf strukturgebende Objektbeziehungserfahrungen zurückgegriffen werden kann, desto besser können Denkstrategien entwickelt und verschiedene Handlungsmöglichkeiten abgewogen werden. Dies gilt auch für den Umgang in bedrohlichen Situationen. Teamplayer sind Hippocampus und Amygdala als wesentliche Elemente in einem neuronalen Netzwerk beim menschlichen Angstverhalten. Ich möchte dies im Folgenden an einem selbst gewählten Beispiel (=kursiv gesetzt) erklären: *Angenommen, ich höre bei einem Spaziergang plötzlich neben mir in einer Gasse lautes Knurren und Hundebellen.* Visuelle und auditive Signale erreichen den Thalamus. Die Informationen werden hier gefiltert. Andere Sinneseindrücke aus der Umwelt werden ausgeblendet, weil gerade nicht relevant. Die gefilterten Informationen werden an die Amygdala weitergeleitet und vorinterpretiert. Die Amygdala ist Teil des limbischen Systems und verantwortlich für die Bewertung von Emotionen und der Entstehung von Angst. Sie erfasst blitzartig komplexe Informationen von existentieller Bedrohung (Streek-Fischer, 2014). In enger Verbindung mit einer Organisationseinheit des Langzeitgedächtnisses, dem impliziten Gedächtnis (Informationen werden hier mit Hilfe des Hippocampus als unbewusste, affektive Zustände, Bilder und Körperempfindungen abgespeichert), sucht sie nach einer entsprechend vorkategorisierten affektiven Schablone wie zum Beispiel *Hund knurrt + bellt = Angst. So bin ich schon im Begriff wegzurennen.* Dieser Mechanismus ist eine Strategie, um in Gefahrensituationen schneller zu handeln, als es der Verstand erlaubt. Er diente in der Evolution dem Überleben. Er führt zu reflexartigen, autonomen Körperreaktionen wie gesteigerter Herzfrequenz und Blutdrucksteigerung. Hohe Energiereserven werden bereitgestellt und aktivieren die Muskulatur, um flight-/fight-Antworten (bedeutet die Möglichkeit der Gefahr entgegenzutreten oder zu fliehen) zu ermöglichen. Während die Amygdala eine ängstliche, impulsive Reaktion einleitet, denkt im Idealfall ein anderer Teil des Gehirns über eine kognitive Antwort (Streek-Fischer, 2014) nach. So werden die Informationen langsamer und detaillierter verarbeitet. Eine wichtige Rolle spielt dabei der Hippocampus. Er ist auch in der Lage, Gedächtnisinhalte aus einem anderen Teil des Langzeitgedächtnisses, dem expliziten Gedächtnis, abzurufen und Informationen ebenso dorthin zurückzuführen. Im expliziten Gedächtnis finden sich deshalb Ereignisse aus unserem Leben, die wir bewusst erinnern. Ereignisse können in einen narrativen Zusammenhang gebracht werden und räumlich wie zeitlich erinnert und verbalisiert werden. So werden jetzt mit Hilfe des Hippocampus die Informationen von der mit ihm eng verschalteten Amygdala (= verbunden mit dem impliziten Gedächtnis) mit Gedächtnisinhalten aus dem expliziten Gedächtnis verglichen und bewertet nach dem Motto »Macht die Angst hier Sinn«? *Ich sehe, dass der Hund angeleint ist. Ich erinnere mich, angeleinte Hunde tun mir nichts.* Die Information von der Amygdala »Affektiver Zustand = Angst vor Hund« und »Lebensgeschichtliche Erinnerung aus dem expliziten Gedächtnis = angeleinte Hunde tun mir aber nichts«, werden in einen meinem Weltverständnis entsprechenden Zusammenhang gebracht. Die Situation wird folglich als nicht bedrohlich eingestuft. Ebenso vom Hippocampus unterstützt, erreichen diese

Informationen auch den präfrontalen Cortex. Dort sitzt wie oben beschrieben das Arbeitsgedächtnis, welches unser Verhalten steuert. Unpassende Ablenkungen und Antworten, durch die Amygdala motiviert, werden ausgeschaltet. Der präfrontale Cortex erlaubt zu planen, statt impulshaft mit flight, fight auf die Umwelt zu reagieren (Streek-Fischer, 2014). *Statt wegzurennen, setze ich entspannt meinen Spaziergang fort.*

4.2 Wie funktioniert unser Gehirn bei einem traumatischen Ereignis?

Bei einem traumatischen Ereignis gerät das in Kapitel 4.1 erklärte Konzept aus den Fugen. Die Informationen, die das Gehirn überschwemmen, sind zu bedrohlich, als dass sie in irgendeinen dem individuellen Weltverständnis entsprechenden Kontext zu bringen sind. Es ist, was nicht sein kann. Sie machen Handeln, geschweige denn angemessenes Handeln unmöglich.

Angenommen ein Kind flieht mit seiner Mutter vor dem Krieg in einem Boot über das Meer. Der Vater ist vor kurzem bei kriegerischen Auseinandersetzungen im Herkunftsland verstorben. Sie geraten in ein Unwetter. Es regnet, stürmt, blitzt und donnert. Das Kind ist sehr ängstlich. Die Mutter verliert beim Versuch, dem Kind eine Schwimmweste anzulegen das Gleichgewicht, kippt aus dem Boot und er- trinkt. Das Kind wirkt wie gelähmt und spricht kein Wort bis zum Erreichen des Festlands. (Diese Beschreibung ist frei erfunden).

Das Gehirn reagiert jetzt mit Schutzmechanismen, um effektiv mit dem traumatis- chen Ereignis fertig zu werden. Zu viele sensorische bedrohliche Informationen trommeln auf die Amygdala ein. Es gibt keine vorkategorisierte Schablone, die eine Fluchtreaktion auslösen könnte. Die Hippocampus-Funktionen werden unter- brochen. Das Ereignis kann somit nicht einer lebensgeschichtlichen Erfahrung zu- geordnet werden. Der präfrontale Cortex wird einfach überrannt und kann keine angemessenen Reaktionsmechanismen einleiten. Stress- und Emotionsregulation sind deutlich eingeschränkt. Wo es keine Möglichkeit gibt, dem Geschehen zu ent- kommen (= no flight) oder dagegen anzukämpfen (= no fight) bleibt nur Kapitula- tion (= freeze + fragment) (Huber, 2003). Die Amygdala speichert die Informatio- nen in Bezug zum Erlebten als Gedächtnisinhalte sensorisch (als visuelle, audi- tive, olfaktorische, affektive oder kinästhetische Eindrücke) entsprechend ihrer emotionalen Bedeutung. Das heißt, sie verbleiben fragmentiert im impliziten Gedächtnis (= werden dissoziiert gespeichert) und können aufgrund der eingeschränkten Hippocampus-Funktion auch nicht in das explizite Gedächtnis überführt werden, somit nicht narrativ gestaltet und nicht als zusammenhängende Geschichte zeitlich und räumlich bewusst erinnert und verbalisiert werden (Wöller, 2006). Die Vorraussetzungen für die im DSM-IV-TR genannten Symptome für eine PTBS sind geschaffen.

4.3 Entstehungsmodell der PTBS nach Ehlers und Clark

Aber warum kann sich aus solchen Ereignissen eine PTBS entwickeln? »Es wird postuliert, dass eine Traumatisierung beim Individuum grundlegende Vorstellungen und Erwartungen von sich und der Welt erschüttert und dysfunktional verändert (Landolt, 2012).« So gibt es bei der Entstehung und Aufrechterhaltung posttraumatischer Belastungsstörungen drei Faktoren, die dem kognitiven Modell nach Ehlers und Clark entsprechen: (1) Gedächtnisdefizite, (2) kognitive Bewertungen und (3) Aufrechterhaltung dysfunktionalen Verhaltens und dysfunktionaler kognitiver Strategien.

4.3.1 Gedächtnisdefizite

Wird das Trauma nicht verarbeitet, indem die fragmentierten Gedächtnisinhalte im impliziten Gedächtnis verbleiben (vgl. 4.2) und keinen zeitlichen und räumlichen Anker im expliziten (= autobiografisches Gedächtnis) Gedächtnis finden, kann es zu den im DSM-IV-TR beschriebenen Symptomen kommen. Unterstützt wird dies durch folgenden Mechanismus:

> Bei traumatisierten Individuen ist, mitbedingt durch die beeinträchtigte Leistung des Hippocampus, das autobiografische Gedächtnis verzerrt und unzureichend konsolidiert. (...) Die mit dem Trauma verknüpften affektiven und sensorischen Inhalte können dann durch spezifische Hinweisreize aus der Umgebung aktiviert werden, ohne dass sie aber in Bezug zu den entsprechenden autobiografischen Inhalten (Zeit und Ort) gesetzt werden können. Dies führt dazu, dass durch traumaassoziierte Trigger, Symptome des Wiedererlebens und damit ein Gefühl einer gegenwärtigen Bedrohung ausgelöst werden können (Landolt, 2012, S. 77).

Bezogen auf das Beispiel des Kindes könnten Hinweisreize zum Beispiel sein: Regen und Wind auf der Haut, Geruch des Meeres oder laute Stimmen, die an die Schreie der Besatzung im Boot von damals erinnern. Oder wie dieses Beispiel zeigt: »Als während einer Therapiestunde mit einer 10 Jährigen ein Staubsaugergeräusch zu hören war, erstarrte das Mädchen, war kaum ansprechbar und berichtete danach, sie habe gedacht, sie sei wieder im Wald im Kosovo und die Panzer kämen (Framhein, 2009, o.S.).«

4.3.2 Dysfunktionale kognitive Bewertungen

Es kommt zu dysfunktionalen kognitiven Bewertungen (fehlinterpretierte Schlussfolgerungen), bezüglich des traumatischen Ereignisses und seinen Folgen (Landolt, 2012). Typische Inhalte dieser Fehlinterpretationen können wie folgt beschrieben werden: *Verantwortung/Schuld* »Ich bin schuld daran, dass der Unfall passiert ist«, *Scham/Selbsthass* »Ich bin schlecht und nicht liebenswert«, *Reaktionen anderer* »Keiner kümmert sich um mich«, *Magisches Denken* »Ich hatte im Gefühl, dass so etwas passieren würde«, *Erhöhte wahrgenommene Bedrohung in der Zukunft.* Adaptiert auf das oben genannte Beispiel des Flüchtlingskindes: »Es wird wieder etwas schreckliches passieren, wenn ich in ein Boot steige.« Oder wie in diesem Beispiel: »Ich weiß, dass mir genau dasselbe wie im Kosovo nicht mehr passiert sagt eine 13-Jährige. Aber ich denke immer, es passiert mir etwas, was genau so schlimm ist.« Laut Framhein (2009) sind Kinder in anderer Weise vulnerabel als Erwachsene. Ihr ungefestigtes Selbst- und Weltbild orientiert sich am Trauma und den darauf bezogenen Erwartungen. »Anstelle des Urvertrauens tritt ein Urmisstrauen, sie fühlen sich hilflos, grenzenlos einsam in einer Welt, in der jederzeit das Schlimmste geschehen kann (Framhein, 2009, o.S.).« Diese maladaptiven Kognitionen gelten als wichtiger aufrechterhaltender Faktor der PTBS (Schlarb, 2012).

4.3.3 Aufrechterhaltung dysfunktionalen Verhaltens

Die oben genannten Fehlinterpretationen führen dazu, dass Strategien entwickelt werden, die individuell wahrgenommene Bedrohung zu kontrollieren. Dies geschieht zum Beispiel durch ein erhöhtes Sicherheitsbedürfnis oder Vermeidung traumarelevanter Situationen. Bezogen auf das Beispiel des Flüchtlingskindes könnte dies sein, das Meer zu meiden oder nicht wieder in ein Boot steigen zu können.

4.4 Risikofaktoren zur Entwicklung einer PTBS

Im allgemeinen erklären sich nach Breuer und Krischer (2015) mögliche Risikofaktoren zur Entwicklung einer PTBS bei Kindern und Jugendlichen nach dem multifaktoriellen Modell. Hierzu gehören (1) Prätraumatische Faktoren: jüngeres Alter, weibliches Geschlecht, Minoritätenstatus, niedriger sozioökonomischer Status, prätraumatische psychische Morbidität, Vortraumatisierung, Familienstruktur, Funktionsniveau, (2) Peritraumatische Faktoren: Stressorschwere, wahrgenommene Lebensgefahr, Tod und Verletzung bekannter Personen, Ressourcenverlust, Umstände des Ereignisses, eigene Verletzung, emotionale Reaktion, Verhalten der Eltern in der belastenden Situation und (3) Posttraumatische Faktoren: Psychopathologie (z.B. Ängstlichkeit), Dysfunktionale Bewältigungsstrategien, mangelnde soziale Unterstützung, PTBS der Eltern, familiäre Faktoren, weitere belastende Lebensereignisse und Wohnortwechsel.

Bringt man diese Faktoren in Beziehung mit der Situation von Kindern und jugendlichen Flüchtlingen, so ergeben sich schnell Übereinstimmungen. Krieg, Lebensbedrohung, Verletzung der Bezugsperson, Zeugenschaft schwerer Gewalt und die Trennung von Bezugspersonen als peritraumatische Faktoren sind mit einem besonders hohen Risiko langanhaltender psychischer Störungen verbunden (Framhein, 2009).

Das folgende Beispiel beschreibt einen peritraumatischen Aspekt nämlich die Hilflosigkeit der Bezugsperson bzw. das Verhalten der Eltern in der belastenden Situation: »Ein kurdischer Junge von 12 Jahren, der die Ermordung seines Bruders miterlebt hatte und mehrmals selbst lebensbedrohliche Situationen erlitten hatte, berichtete später in der Therapie, am Schlimmsten von allem sei für ihn gewesen, dass sein Vater sich nicht zur Wehr setzen konnte (Framhein, 2009, o.S.).«

Oder dieses Beispiel für posttraumatische Aspekte nämlich familiäre Faktoren und mangelnde soziale Unterstützung: »Bei Kindern von Flüchtlingen sind zum Beispiel das häufige Dolmetschen für die Eltern sowie Veränderungen der Familienstrukturen, wie die Umkehr traditioneller Rollenmuster, mit psychischer Belastung verbunden (BPtK, 2015, S.9).« Laut Framhein (2009) kann es zu einer Art Rollenkonfusion in traumatisierten Familien kommen. Kinder verbergen ihre Gefühle und werden zu Tröstern ihrer Eltern. Aufgrund des eigenen Leides verhalten sich Eltern oft weniger emphatisch gegenüber ihren Kindern.

Auch dem Faktor Wohnortwechsel muss Beachtung geschenkt werden. Dieser Umstand geht meist begleitet von erdrückender Armut mit vielen anderen belastenden Lebensbedingungen einher wie der Unsicherheit des Aufenthaltes und Migrationsproblemen wie Anpassung an Kultur und Sprache (Framhein, 2009). Den Bezug auf eine mögliche Entwicklung einer PTBS beschreibt abschließend dieses Zitat:

Wie bedeutungsvoll die Lebensphase nach der Traumatisierung für den Krankheitsverlauf ist, hat der holländische Arzt H. Keilson in der 70er Jahren herausgearbeitet in seiner Langzeitstudie über Waisen, die Opfer nationalsozialistischer Verfolgung waren (Keilson, 1979): ein Ergebnis dieser Studie ist die Beobachtung, dass auch nach schwersten Traumatisierungen – die untersuchten Kinder waren zum Teil in deutsche Konzentrationslager verschleppt gewesen – ein relativ günstiger Verlauf möglich war, sofern die Lebensbedingungen in der Sequenz nach dem Trauma stabil und förderlich waren und wenn sie in Heimen und Pflegefamilien verlässliche Bindungen eingehen konnten. Wohingegen Kinder, die vergleichsweise weniger schwere Traumata erlitten hatten – z.b. den Krieg in einem Versteck überlebt hatten – nach dem Krieg in ihrer Entwicklung schwer beeinträchtigt waren, wenn sie in ungünstigen, instabilen Verhältnissen lebten z.b. wenn Heime und/oder Pflegefamilien häufig wechselten (Framhein, 2009, o.S.).

5 Traumatherapeutische Ansätze

5.1 Die drei Phasen der Traumatherapie

Die meisten Therapieverfahren zur Behandlung traumatisierter Kinder berufen sich heute auf einen dreistufigen Ablauf: Stabilisierungsphase, Traumabearbeitung und Integration (Landolt, 2012).

5.1.1 Stablisierung

Ziel dieser Phase ist es nach Landolt (2012), das Kind möglichst (1) somatisch zu stabilisieren, indem ein körperlich möglichst stabiler Zustand ohne Schmerzen erreicht wird, (2) affektiv zu stabilisieren bei zum Beispiel akuter Suizidialität oder Impulskontrollstörung und (3) sozial durch Etablierung eines stabilen und sicheren Beziehungsnetzes. Diese Faktoren gelten als wesentliche Voraussetzung, um die

Auseinandersetzung mit dem traumatischen Erlebnis zu wagen. Die Aktivierung individueller Ressourcen bei Kind und Eltern ist dabei von großer Bedeutung. Grundsätzlich ist ein vertrauensvolles Verhältnis zum Therapeuten unabdingbar.

Während meines Praktikums in der Tagesklinik für Psychosomatik im Klinikum Nord in Nürnberg habe ich in Gesprächen mit Traumatherapeuten noch folgenden grundsätzlichen Hinweis zu dieser Phase erfahren, nämlich die Schaffung äußerer Sicherheit wie stabile Lebensumstände (vgl. Posttraumatischer Risikofaktor: Wohnortwechsel in Kapitel 4.4). Im Kontext Krieg und Verfolgung ist dies natürlich zentrales Thema. Ferner wurde betont, dass die Stabilisierung während der gesamten Therapie ein wesentlicher Grundpfeiler der Arbeit bleibt. Erlernte Fähigkeiten müssen in und auch außerhalb der Therapiesitzungen immer wieder geübt, vertieft und gegebenenfalls angepasst oder ergänzt werden.

5.1.2 Traumabearbeitung (Exposition)

Im Rahmen der Psychotherapie erachten die meisten traumatherapeutischen Verfahren eine direkte Auseinandersetzung mit dem traumatischen Erlebnis bzw. der Erinnerung daran als notwendig. Dabei kommen in Abhängigkeit des eingesetzten Therapieverfahrens und unter Berücksichtigung des Alters des Kindes unterschiedliche Interventionsmöglichkeiten zum Einsatz (Landolt, 2012). Siehe hierzu beispielsweise die in-sensu und in-vivo-Exposition der traumafokussierten kognitiven Verhaltenstherapie (vgl. Kapitel 5.2).

5.1.3 Integration

In dieser letzten Phase geht es um die Integration des traumatischen Ereignisses in die individuelle Lebensgeschichte (vgl. Kapitel 4.2). Oft steht eine eingeschränkte Zukunftsorientiertheit (häufig im Jugendalter) im Zusammenhang mit einer Traumafolgestörung. Dies kann im Zuge dieser Phase überwunden werden. Der Fokus kann nun auf eine zukunftsorientierte Perspektive wie zum Beispiel Schul- und Berufsausbildung gelenkt werden, die dem Kind oder Jugendlichen ermöglicht, sein Leben wieder aktiv zu gestalten (Landolt, 2012).

5.2 Traumafokussierte kognitive Verhaltenstherapie (Tf-KBT)

Die traumafokussierte kognitive Verhaltenstherapie nach Cohen, Mannarino & Deblinger (2009) ist nach Rosner und Steil (2014) die best evaluierte Intervention bei einer PTBS bei Kindern und Jugendlichen und kann uneingeschränkt empfohlen werden (Rosner & Steil, 2014). Sie beruft sich auf Erkenntnisse klassischer und kognitiver Lerntheorien (Landolt, 2012). Anknüpfend an das in Kapitel 4.3 erklärte kognitive Entstehungsmodell, möchte ich diese Methode in seinen Wesenszügen skizzieren. Sie baut auf zwei Strategien: In-sensu-Konfrontation (= imaginatives Nacherleben des Ereignisses) mit kognitiver Neubewertung des traumatischen Ereignisses und der In-vivo-Konfrontation der Traumatrigger (= reale Konfrontation der Traumatrigger). Eine Zuordnung hinsichtlich der Phasen der Traumatherapie wird von den Autoren nicht immer explizit vorgenommen, lässt sich aber erschließen und wurde entsprechend meiner Einschätzung in kursiver Schrift gekennzeichnet: (1) Psychoedukation: Aufklärung der Bezugspersonen und des Kindes über die Art des Traumas und Vorgehen in der Behandlung. Dies ermöglicht ein Akzeptieren traumabezogener Reaktionen => *Stabilisierung*. (2) Entspannung: Erlernen von Entspannungstechniken => *Stabilisierung*. (3) Affektregulation: Entwicklung von Strategien zum Umgang mit belastenden Gefühlen. Einüben von positiven Vorstellungen und Sicherheitsgefühlen => *Stabilisierung*. (4) Identifikation dysfunktionaler Kognitionen: Identifikation und Bearbeitung dysfunktionaler Kognitionen. Erklären des »kognitiven Dreiecks« bestehend aus Gedanken, Gefühlen und Verhalten. Die Möglichkeit, alltägliche Situationen eventuell anders zu bewerten, wird in vielen kleinen Schritten geübt. So zum Beispiel auch, welche Gedanken gerade nicht so hilfreich sind => *Stabilisierung*. (5) Traumanarrativ (in-sensu Exposition): Mit dem Therapeuten erstellt das Kind ein Büchlein, welches auch das traumatische Ereignis enthält (in sensu-Exposition = imaginatives Nacherleben). Das erste Kapitel enthält meist eine Selbstbeschreibung, wo auch positive Erlebnisse (wie z.B. Hobbies, Freundschaften, Ausflüge) und Ressourcen Einzug halten. Im nächsten Kapitel erfolgt die vorsichtige Beschreibung des traumatischen Ereignisses. Ist alles aufgeschrieben, soll das Kind die Geschichte nochmals lesen und sich seine Gedanken und Gefühle bewusst machen. Dies kann auch durch gemalte Bilder erfolgen. Wird das Kind von Erinnerungen überwältigt, können wie in jeder Phase die eingeübten Entspannungsübungen unterstützen => *Traumbearbeitung*. (6) Konfrontation in-vivo der symptomauslösenden Stimuli (Traumatrigger): Hier kommt es zur schrittweisen Konfrontation mit eigentlich harmlosen Auslösereizen im Alltag/Realität (= in vivo), die zu generalisiertem Vermeidungsverhalten führen. Nimmt man wieder das Beispiel des Flüchtlingkindes (vgl. Kapitel 4.2, S.12), könnte ein harmloser Auslösereiz sein, das Gefühl von Regen oder Wind auf der Haut => *Traumbearbeitung*. Die primären Bezugspersonen, im Idealfall die Eltern, werden in die Therapieschritte als Co-Therapeuten mit einbezogen.

5.3 Narrative Expositionstherapie (KIDNET)

Erwähnenswert ist auch die im Flüchtlingskontext entstandene Narrative Expositionstherapie (NET), der die kindgerechte KIDNET folgte. Obwohl noch relativ jung, liegen für diese Methode gute Wirksamkeitsstudien vor. Sie integriert auf Basis moderner neurobiologischer Gedächtnistheorien Elemente aus der Verhaltenstherapie und der humanistischen Psychologie (Landolt, 2012; in Anlehnung an Schauer, Neuner & Elbert, 2011). Zentrale Elemente sind (1) Psychoedukation, (2) Legen einer Lifeline (= Seil auf dem das Kind farbige Elemente als Symbole für schöne und belastende Erlebnisse platziert), (3) Erarbeiten einer Narration (= erzählen der Lebensgeschichte inklusive der traumatischen Ereignisse mit Hilfe der Lifeline mit dem Ziel der Verankerung im autobiografischen Gedächtnis und (4) Abschluss (= nochmaliges Legen der Lifeline inklusive der erarbeiteten Narration mit Thematisieren von Hoffnungen und Wünschen für die Zukunft).

5.4 Aspekte interkultureller Kunsttherapie

»Es ist extrem schwer, Worte und Symbole dafür zu finden, was Kinder an Horror und Terror durchgemacht haben; Worte zu finden, die der inneren Erfahrung des Kindes, das sein Trauma zugleich weiß und nicht wissen kann, entsprechen (Bründl, 1997, S. 73).« Dieses Zitat aus *Ich besiege alle Drachen* beschreibt die dissoziiert gespeicherten Traumafragmente, die es kriegstraumatisierten Kindern nicht ermöglicht das Trauma als lebensgeschichtlich zusammenhängend zu verbalisieren. Dazu kommt, dass in Abhängigkeit gewisser religiöser und gesellschaftlicher Vorstellungen, Gefühle unter Umständen tabuisiert oder somatisiert werden (Graf, 2013). Die künstlerische Ausdrucksmöglichkeit birgt im Gegensatz zu Gesprächstherapien das Potenzial, Belastendes zu zeigen, aber gleichzeitig Distanz zu den traumatischen Erinnerungen und Gefühlen herzustellen. »Bilder und Gestaltetes sind Container für Belastendes, Zugang zu Veränderung fördernden Kräften und Anker für heilsame Erfahrungen (Graf, 2013; zitiert nach Gromes, 2007, S.93).« Nach von Spreti, Martius und Förstl (2012, S. 135) ist Kunsttherapie demnach eine der wichtigsten nonverbalen Therapieformen für traumatisierte Flüchtlinge. Sie kann als Zugang dienen und Basis für folgende Therapien sein.

Eine gute Orientierung zur thematischen Annäherung unter Betrachtung von Teilaspekten bot mir die Ausgabe der Fachzeitschrift *Kunst & Therapie« 2013/2* mit dem Schwerpunktthema *Kunsttherapie in interkulturellen Kontexten* und die Veröffentlichung *Ich besiege alle Drachen* (Türk, REFUGIO, 1997). So ergeben sich für mich vorerst drei zu beleuchtende Aspekte: (1) Interkulturelle Fähigkeiten in der Kunsttherapie, (2) Zielsetzungen interkultureller kunsttherapeutischer Arbeit und (3) interkulturelle kunsttherapeutische Ansätze.

5.4.1 Interkulturelle Fähigkeiten in der Kunsttherapie

Monika Breuer-Umlauf hat sich in Ihrer Masterarbeit mit den *Interkulturellen Fähigkeiten in der Kunsttherapie* (Breuer, 2006) beschäftigt. Die wichtigsten Aspekte sind in *Kunst & Therapie 2013/2* veröffentlicht. Hervorheben möchte ich den Aspekt: »Die Fähigkeit, kulturelle Unterschiede wahrzunehmen & diese zu respektieren und in der Therapie anzusprechen (Breuer, 2013, S. 63)«.

5.4.2 Zielsetzungen interkultureller kunsttherapeutischer Arbeit

In einem Beitrag in *Kunst & Therapie 2013/2* schreiben Jürgen Fritsch und Eva Meschede über ihre kunsttherapeutische Arbeit mit minderjährigen unbegleiteten Flüchtlingen in der Clearingstelle *Haus Chevalier* in Hallbergmoos bei München. Für sie haben sich sieben geeignete Überschriften für Zielsetzungen herauskristallisiert (Fritsch und Meschede, 2013): (1) Förderung von Fantasie und Kreativität, (2) Emotionale Stabilität, (3) Förderung von Selbstwahrnehmung und Selbstbewusstsein, (4) Identitätsstärkung, (5) Ressourcen-Förderung, (6) Förderung von Beziehungsfähigkeit und (7) Unterstützung bei der Integration in das aufnehmende Land. Diese Punkte wurden von den Autoren jeweils in weiteren Unterpunkten spezifiziert.

Beispielhaft den Begriff der Identitätsstärkung als Zielsetzung aufgreifend, möchte ich auf den Beitrag von Maria Graf *Heute zusammen reisen: Kunsttherapie und kulturelle Identität* in *Kunst & Therapie 2013/2* verweisen, der die kulturelle Identität im Kontext einer PTBS zum zentralen Thema hat. Jugendliche Flüchtlinge befinden sich im Zufluchtsland meist im Spannungsfeld unterschiedlicher Kulturen. Fragen zur eigenen Identität »(…) Wer bin ich? und Wo ist mein Platz? tauchen in vielen bildnerischen Äußerungen von Jugendlichen auf – im interkulturellen Kontext vielleicht in besonderer Weise (Graf, 2013, S.29).« Graf (2013) bezieht sich hier auf die vier Modi nach Keupp (2006, S.87) für gelingende Identitätsarbeit: »(1) Anerkennung, im Sinne einer Integration als autonomes Wesen, (2) Authentizität, verstanden als stimmiges Passungsverhältnis zwischen Individuum und Gesellschaft, (3) Handlungsfähigkeit und (4) Kohärenz als innerer Sinnzusammenhang eines Menschen.« Kohärenz, die durch Narration hergestellt wird, nimmt nach Graf (2013) eine Schlüsselrolle ein. Der Mensch wird zum Geschichtenerzähler seines Lebens und entwickelt so seine Identität, die er als sinnhaft erfährt. Im salutogenetischen Sinne bedeutet ein Gefühl von Kohärenz, wie gut ein Individuum in Belastungssituationen Ressourcen einsetzen kann und in Bezug auf drei Aspekte ein Gefühl der inneren Stimmigkeit dahingehend bewahren kann, (1) dass die Welt als geordnet wahrgenommen wird (= Verstehbarkeit), (2) es für alles eine sinnvolle Lösung gibt (= Handhabbarkeit) und (3) es sich lohnt, den Weg der Problemlösung als Herausforderung anzunehmen (= Bedeutsamkeit) (Antonovsky, 1997).

Jugendliche, die durch Flucht- und Kriegserlebnisse traumatisiert sind, haben nach Graf (2013) durch die gebrochene Narration (= das Trauma ist durch die Fragmentierung nicht lebensgeschichtlich integriert und kann weder bewusst erinnert noch verbalisiert werden) keine innere Kohärenz. Entwickelt sich eine Traumafolgestörung wie die PTBS, wird die Welt als bedrohlich und nicht mehr als geordnet wahrgenommen. Die für Problemlösestrategien so wichtige Ressourcenaktivierung ist außer Kraft gesetzt. Kunsttherapie kann hier durch gelingende Identitätsarbeit wie der Ermutigung zu künstlerischer Probehandlung einen wertvollen Beitrag leisten. Selbsterfahrung in Form von Handlungsfähigkeit wird erlangt und innere Kohärenz kann perspektivisch hergestellt werden.

5.4.3 Kunsttherapeutische Ansätze

In Anlehnung an die in Kapitel 5.4.2 erwähnte Ressourcen-Förderung als Zielsetzung möchte ich beispielhaft den Ansatz der resilienzorientierten Kunsttherapie in der Behandlung von Traumafolgestörung erwähnen, die auch im Kontext von Krieg und Verfolgung Anwendung findet (von Spreti et al. 2012). Er bezieht sich auf die von Luise Reddemann begründete Psychodynamische Imaginative Traumatherapie (PITT). PITT bedient sich am Ego-State-Modell von Watkins und Watkins (2003), welches bedeutet, die einzelnen in uns wohnenden Ich-Anteile zu einem sich wieder wertschätzenden inneren Team zu vernetzen. Leitend ist das Konzept der Ressourcenorientierung. Die überlebensnotwendigen Bewältigungsmechanismen gegen die traumabedingten Angstgefühle werden im Hinblick vorhandener seelischer Widerstandskräfte (= Resilienz) und damit verbundener Ressourcen gewürdigt. Im kunsttherapeutischen Prozess werden individuelle Belastungen und Ressourcen sichtbar, durch Imagination und bildnerischen Ausdruck werden Räume äußerer und innerer Sicherheit erarbeitet und perspektivisch Handlungskompetenz hergestellt (von Spreti et al. 2012). Literatur, die diese Methode kunsttherapeutisch explizit auf den Kinder- und Jugendlichenbereich überträgt, habe ich bislang nicht gefunden. Der Kinder- und Jugendlichentherapeut Andreas Krüger hat mit PITT-KID (Krüger & Reddemann, 2016) das PITT-Manual jedoch an die besonderen Situationen von Kindern aller Altersstufen angepasst.

Ressourcenorientierung in der kunsttherapeutischen Intervention mit jungen Flüchtlingen ist auch bedeutsam im Beitrag von Maria Graf (2013). Sie bezieht sich hier auf die Intervention des *Refraimings*. Im *Refraiming* findet eine Umdeutung des Erlebten statt. Dies birgt das Potenzial, dass die schrecklichen Erlebnisse der Flucht auch zur Erkenntnis führen können, besondere Kräfte gewonnen zu haben, die die Aufmerksamkeit weg von den Defiziten hin zu den individuellen Chancen lenkt » (…) und neben die Geschichte von Flucht und Verfolgung eine andere Geschichte gestellt wird, beispielsweise eine von Mut und Hilfsbereitschaft (Graf, 2013, S.33).«

6 Schlussbemerkung und Ausblick

Die vorliegende Arbeit spannt einen roten Faden von der Definition des Begriffs Trauma über die Diagnosekriterien hin zur Pathogenese der PTBS bei Kindern- und Jugendlichen. Noch außer acht gelassen habe ich die so wichtige wie differenziert zu betrachtende Diagnostik im Hinblick kultureller Aspekte. Der Faden endet bei möglichen therapeutischen wie auch kunsttherapeutischen Ansätzen. Diese verfolgen das gemeinsame Ziel unter Würdigung der zum Selbstschutz vorerst nötigen dysfunktionalen Bewertungen und seiner Aufrechterhaltung (vgl. 4.3.2 und 4.3.3) Ressourcen zu aktivieren, die eine lebensgeschichtliche Integration des traumatischen Ereignisses fördern und im salutogenetischen Sinne innere Kohärenz wieder herstellen. Dort anknüpfend und mich der kunsttherapeutischen Intervention in der Arbeit mit syrischen jungen Flüchtlingen zuwendend, ergeben sich für mich folgende Fragen: Wie genau sieht kuluradäquate Identitätsarbeit im Sinne der Wiederherstellung innerer Kohärenz bei einer PTBS aus? Was bedeutet dabei gelingende Ressourcenaktivierung bei traumatisierten Menschen, die am Anfang Ihrer Persönlichkeitsentwicklung stehen und sich im Spannungsfeld zwischen Integration in ein neues Leben und Heimatkultur befinden? Laut Fritsch und Meschede (2013) lässt sich die Bedeutung des Fremden nicht aus dem Eigenen ableiten. Wie können also echte Ressourcen in ästhetischen Äußerungen erkannt werden vor dem Hintergrund tatsächlicher kultureller Bedingungen und Fähigkeiten? Wie sieht in diesem Zusammenhang entwicklungsabhängige künstlerische Intervention aus? Welche Rolle spielt dabei das künstlerische Material und die Arbeit in der Gruppe? Und welche Auswirkungen hat die Zusammenarbeit mit Übersetzern? Dies sind für mich Schlüsselfragen im Hinblick gelingender interkultureller Identitätsarbeit und fordern auf, erste eigene Erfahrungen kritisch zu hinterfragen und zukünftige Interventionen, die vielleicht unbewusst auf ein westliches Weltverständnis gründen, stets kultursensibel zu reflektieren.

7 Literaturverzeichnis

Antonovsky, A. (1997). *Salutogenese – Zur Entmystifizierung der Gesundheit.* (Deutsche Herausgabe von A. Franke). Tübingen: dgvt.

American Psychiatric Association (2000). *Diagnostische und Statistische Manual psychischer Störungen (Revised 4th ed.).* Washington D.C.: APA.

Breuer, M. (2013). Voraussetzungen für die kunsttherapeutische Arbeit in interkulturellen Kontexten. *Kunst & Therapie,* 2013 (2), 53-65.

Breuer, U. & Krischer, K. (2015). Posttraumatische Belastungsstörung. In G. Lehmkühl, F. Poustka, M. Holtmann & H. Steiner (Hrsg.), *Praxishandbuch Kinder- und Jugendpsychiatrie* (S. 258). Göttingen: Hogrefe.

Bründl, P. (1997). Trauma und Überlebenskunst. In M. Türk, REFUGIO und der AusländerInnenbeauftragten der Landeshauptstadt München (Hrsg.), *Ich besiege alle Drachen* (S. 64 - 75). Bad Honnef: Horlemann.

BPtK (2015). Psychische Erkrankungen bei Flüchtlingen (Online-Publikation). Abgerufen am 4. Mai 2016 von http://www.bptk.de/fileadmin/user_ upload/Publikationen/BPtK-Standpunkte/Psychische_Erkrankungen_bei_Fluechtlingen/20150916_bptk_standpunkt_psychische_ erkrankungen_fluechtlinge.pdf.

Cohen, J. A., Mannarino, A. P. & Deblinger, E. (2009). *Traumafokussierte kognitive Verhaltenstherapie bei Kindern und Jugendlichen.* Heidelberg: Springer Medizin.

Ehlers, A. & Clark, D. B. (2000). A cognitive model of posttraumatic stress disorder. *Behavior Research and Therapy,* 38, 319 - 345.

Fegert, J. M. (2015). *Ursachen und Folgen der Traumatisierung von Flüchtlingskindern in Deutschland (Online-Präsentation).* Abgerufen am 4. Mai 2016 von http://www.uniklinik-ulm.de/fileadmin/Kliniken/ Kinder_Jugendpsychiatrie/Praesentationen/FE_2015_9_9_Childhood_Fluechtl.pdf.

Fischer, G. & Riedesser, P. (2009). *Lehrbuch der Psychotraumatologie.* München: Ernst Reinhardt.

Framhein, G. (2009). Standards für die Begutachtung von Flüchtlingskindern in aufenthaltsrechtlichen Verfahren. In R. Frank (Hrsg.), *Kinder zwischen den Kulturen* (S.141-163). München: Hans Marseille Verlag.

Framhein, G. (2009). Zur Begutachtung von Flüchtlingskindern in aufenthaltsrechtlichen Verfahren (online-Artikel). Abgerufen am 18. Mai 2016
von http://www.refugio-muenchen.de/pdf/zur-begutachtung-von-
fluechtlingskindern-in-aufenthaltsrechtlichen-verfahren.pdf.

Fritsch, J. & Meschede, E. (2013). Malen ist gute Beruf. Kunsttherapeutische
Arbeit mit unbegleiteten minderjährigen Flüchtlingen im Kunstraum
Chevalier. *Kunst & Therapie*, 2013 (2), 38-52.

Graf, M. (2013). Heute zusammen reisen. Kunsttherapie und kulturelle
Identität. *Kunst & Therapie*, 2013 (2), 27-36.

Huber, M. (2003). *Trauma und die Folgen*. Paderborn: Junfermann.

Keilson, H. (1979). *Sequentielle Traumatisierung bei Kindern*. Stuttgart: Enke.

Keupp, H. (2006). *Identitätskonstruktionen. Das Patchwork der Identitäten
in der Spätmoderne.* Hamburg: Rowohlt.

Krüger, A. & Reddemann, L. (2016). *Psychodynamisch Imaginative Traumatherapie für Kinder und Jugendliche.* Stuttgart: Klett-Cotta.

Landolt, M. A. (2012). *Psychotraumatologie des Kindesalters.* Göttingen: Hogrefe.

Mettelsiefen, M. (2016). Die Kinder von Aleppo (Web-Dokumentation). Abgerufen
am 4. Mai 2016 von http://webstory.zdf.de/Kinder-von-aleppo/.

Reddemann, L. (2014). *Imagination als heilsame Kraft*. Stuttgart: Klett-Cotta.

Rosner, R. & Steil, R. (2014). Posttraumatische Belastungsstörung häufig mit
chronischem Verlauf. *Pädiatrie hautnah,* 26, 5, 2-7. Abgerufen am
7. Juli 2016 von http://www.traumatherapie-jugendliche.de/fileadmin/
120301/ekvt/pdf/pädiatrie_hautnah_Okt14.pdf.

Schauer, M., Neuner, F. & Elbert, T. (2011). *Narrative Exposure Therapy: A short
term intervention for traumatic stress disorders after war, terror, or
torture (2nd ed.).* Göttingen: Hogrefe.

Saß, H., Wittchen, H.-U., Zaudig, M. & Houben, I. (2003). *Diagnostisches und
Statistisches Manual psychischer Störungen – Textrevision DSM-IV-TR.*
Göttingen: Hogrefe

Schlarb, A. A. (2012). *Praxisbuch KVT mit Kindern und Jugendlichen.
Störungsspezifische Strategien und Leitfäden.* Weinheim: Beltz.

Streeck-Fischer, A. (2014). *Trauma und Entwicklung. Adoleszenz – frühe
Traumatisierungen und ihre Folgen.* Stuttgart: Schattauer.

TUM (2015). Mehrzahl der syrischen Flüchtlingskinder ist krank (Online-Pressearchiv). Abgerufen am 4. Mai 2016 von https://www.tum.de/ die-tum/aktuelles/pressemitteilungen/kurz/article/32590/.

Tyson, P. & Tyson, R.L. (1990). *Psychoanalytic theories of development: an integration.* New Haven: Yale University Press.

UNHCR (2015). Weltweit fast 60 Millionen Menschen auf der Flucht (Web-Archiv). Abgerufen am 4. Mai 2016 von http://www.unhcr.de/ print/home/artikel/f31dce23af754ad07737a7806dfac4fc/weltweit-fast-60-millionen-menschen-auf-der-flucht.html.

Von Spreti, F., Martius, P. & Förstl, H. (Hrsg.) (2012). *Kunsttherapie bei psychischen Störungen.* München: Urban und Fischer.

Watkins, H. H. & Watkins, J. G. (2003). *Ego-States - Theorie und Therapie: Ein Handbuch.* Heidelberg: Carl-Auer.

Wöller, W. (2006). *Trauma und Persönlichkeitsstörungen. Psychodynamisch-integrative Therapie.* Stuttgart: Schattauer.

8 Weiterführende Literatur

Bollinger, R.H. (2008). Jenseits sprachlicher Grenzen. *Verarbeitung von Migrationserfahrung mit inneren und äußeren Bildern. Kunstpsychotherapie mit kriegstraumatisierten Migranten.* Berlin: Medizinisch Wissenschaftliche Verlagsgesellschaft.

Dannecker, K. (2010). *Psyche und Ästhetik. Die Transformation der Kunsttherapie.* 2. Aufl. Berlin: Medizinisch Wissenschaftliche Verlagsgesellschaft.

Gromes, B. (2007). Ressourcenorientierte Kunsttherapie mit traumatisierten Menschen. In F. von Spreti, P. Martius & P. Henningsen (Hrsg.), *Kunsttherapie bei psychosomatischen Störungen* (S. 93-101). München: Urban und Fischer.

Ruf, M., Schauer, M. Neuner, F. Schauer, E., Catani, C. & Elbert, T. (2012). »KID NET – Narrative Expositionstherapie (NET) für Kinder. In M. Landold & T. Hensel (Hrsg.). *Traumatherapie bei Kindern und Jugendlichen* (S. 120-149). Göttingen: Hogrefe.

Schneider, B. (2009). *Narrative Kunsttherapie: Identitätsarbeit durch Bild-Geschichten.* Bielefeld: transcript Verlag

BEI GRIN MACHT SICH IHR
WISSEN BEZAHLT

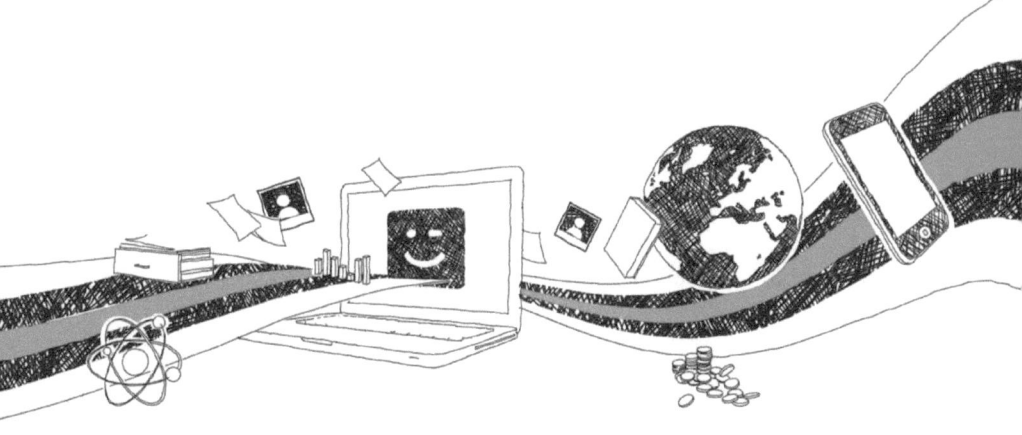

- Wir veröffentlichen Ihre Hausarbeit,
  Bachelor- und Masterarbeit

- Ihr eigenes eBook und Buch -
  weltweit in allen wichtigen Shops

- Verdienen Sie an jedem Verkauf

Jetzt bei www.GRIN.com hochladen
und kostenlos publizieren

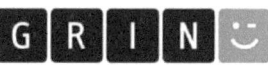